Atkins Diät

Gewicht verlieren und sich wohl fühlen

Enthält Tipps und Rezepte

By Arnold Yates

Inhaltsverzeichnis

Einleitung..1

Kapitel 1 - Erste Schritte in die Atkins-Diät 3

Die Hauptgrundlagen der Atkins-Diät-Programm................3

Die Gewinne aus der Atkins-Diät......................................4

Kapitel 2 - Verschiedene Phasen der Atkins-Diät erklärt .7

Phase 1 - Induktion 7

Phase 2 - Laufende Gewichtsverlust (OWL)........................8

Phase 3 - Pre-Wartung 9

Phase 4 - Lebensdauer Wartung....................................10

Kapitel 3 - Gewicht Wartung der Atkins-Diät..................11

Induktionsphase 11

Phase 2 oder die Laufende Weight Loss.............................12

Pre-Erhaltungsphase 13

Lebenslange Wartungsphase...13

Kapitel 4 - 7-Tage Atkins-Diät Speisen............................15

Kapitel 5 - falsche Vorstellungen über die Atkins-Diät 22

Kapitel 6 - Die Nahrung, die Sie müssen essen 27

Kapitel 7 - Einfache Rezepte..30

Frühstück..30

Lunch 32

Abendessen 35

Suppen...38

Schlussfolgerung 41

Einleitung

Ich möchte Ihnen danken und gratulieren Ihnen das Buch zum Herunterladen: *"Atkins-Diät: Der erfolgreiche Weg, um Gewicht zu verlieren"*.

An einem gewissen Punkt in Ihren Bemühungen, Gewicht zu verlieren, können Sie zweifeln, ob Sie auf dem richtigen Weg mit Ihrem Diät-Programm sind aus verschiedenen Gründen. Die Flut von Informationen über Diätnahrung ist überwältigend, oder die widersprüchlichen Ansichten von Lebensmittel-Experten für die beste Diät-Programm verlassen Sie verwirrt, und die Angst, wenn Ihr Diät-Plan ist medizinisch Ton oder gefährdet Ihre Gesundheit.

Gehen auf eine Diät hängt von Einzelpersonen und hängt davon ab, was Sie erreichen wollen und können treu folgen. Man kann nicht nur eine pauschale Aussage akzeptieren, Gewicht zu verlieren und gesund zu bleiben, indem sie weniger essen und aktiv im Fitness-Studio zu sein. Sie können zur Zeit auf einem Gewichtsverlust-Programm und einige Übungen und noch nicht Zufriedenheit in der Rate finden, in dem Sie verlieren Gewicht.

Aber können Sie nun diese Unsicherheiten beiseite stellen, erfolgreich sein, in die unerwünschten Gewicht zu verlieren und über sich selbst durch die Atkins-Diät wohl fühlen. Atkins-Diät, kurz gesagt, ist ein Diät-Programm, das einfach zu folgen und sich an, ohne Ihre Vorliebe für Lebensmittel zu verlieren. Und Sie müssen nicht über gewinnt wieder die überschüssigen Fett nach dem Programm für den Zweck der Atkins-Diät-Programm zu kümmern, ist die Lebensdauer Wartung des gewünschten Gewicht.

Die letzten Jahre sahen die wachsende Popularität der Atkins-Diät nach einigen Prominenten Erfolg mit diesem Ernährungskonzept beansprucht. Die Verwendung von Atkins-Diät weiter, jetzt mit einer folgenden von knapp einem Zehntel der erwachsenen Bevölkerung steigen. Viele Diäten der Atkins-Diät-Plan Anspruch mit verloren sie etwa 18 Pfund innerhalb von sechs Monaten, ohne dass die Gefahr von Herzproblemen. Die Popularität dieser Diät-Plan ist in seiner Betonung auf den Verzehr von Kohlenhydraten zu reduzieren, ohne hungrig.

Dieses Buch wird Ihnen ein Verständnis der Atkins-Diät nehmen und zeigen die aus ihrer Nutzung ergebenden Vorteile.

Nochmals vielen Dank für dieses Buch herunterzuladen. Ich hoffe du genießt es!

Kapitel 1 - Erste Schritte in die Atkins-Diät

Ein Grund Diät finden die Atkins-Diät attraktiv ist ihre Flexibilität, ihre spezifischen Ernährungsbedürfnissen in passen. Unter Einbeziehung der Erfahrungen der Anhänger, ein weiteres Buch über die Atkins-Diät kam im Jahr 2002. Das Buch, bereinigt ebenfalls, die Teile der Atkins-Diät-Plan, aber nicht das Hauptkonzept . Seit der Veröffentlichung dieses Buches, weitere Studien über die Ernährung kam Atkins getan zu ähnlichen Schlussfolgerungen über die Effektivität des Programms in der Verbesserung der medizinischen und Ernährungsinteressen .

Die Hauptgrundlagen der Atkins-Diät-Programm

Sie können in den Kernprinzipien geerdet in der wissenschaftlichen Forschung die vielversprechenden Eigenschaften der Atkins-Diät-Programm finden Sie unter:

Gewichtsverlust. Die Befürworter der Atkins-Diät Anspruch Gewicht innerhalb von drei bis sechs Monate des Programms zu verlieren. Andere behaupten, die Wirksamkeit 1 Jahr und noch länger dauern. Dies ist mit der Atkins-Diät Zweck des Lebens Essen Gewohnheit zu halten, dass Ihr Wunschgewicht hält.

Gewicht Nahrung. Diejenigen, die versuchen, eine fett- und kalorienarme Ernährung neigen dazu, das Programm vorzeitig wegen Hunger oder Unfähigkeit zur Eindämmung Verlangen zu verlassen. Sie können für eine kurzfristig, mit einer fettarmen Programm dauern, aber für einen längeren Zeitraum zu diesem Programm die Einhaltung nachweisen kann eine Tortur sein. Die Atkins-Diät-Plan befasst sich mit diesem Anliegen wie Essen Gewohnheit ist nicht beschränkt, sofern Sie die Kohlenhydrate niedrig halten. Fortsetzung Einhaltung des Programms können Sie Ihre Kohlenhydrat-Toleranz zu finden und hält Sie zufrieden mit Ihrer Nahrungsaufnahme.

Verbesserte Gesundheit und Wohlbefinden. Mit Ihrer Nährstoffbedarf mit dem Diät-Plan Atkins abgestimmt, fühlen Sie sich weniger Ermüdung aufgrund der Stabilisierung des Zuckerspiegels. Sie werden eine Verbesserung Ihrer Gesundheit auch in der Anfangsphase des Programms, zu beobachten, die Sie ein gutes Gefühl.

Vermeidung von gesundheitlichen Risikofaktoren. Studien über die Atkins-Diät beweisen, dass es chronische Krankheiten bei der Verbesserung wie Herzerkrankungen, Diabetes und Bluthochdruck wirksam ist. Diese Wirksamkeit ist auf einem reduzierten Niveau der Insulinproduktion im Körper System.

Die Gewinne aus der Atkins-Diät

Controversies begleiten immer die Einführung neuer Ideen und die Atkins-Diät ist keine Ausnahme. Die Kontroverse über die Atkins-Diät kommt von seinem Low-Kohlenhydrat, Fett und Protein-Diät, die die beliebte Verbrauch zu der Zeit war. neuere Studien über Atkins-Diät zeigen jedoch sowohl Ernährungs- und medizinische Leistungen.

1. *Automatische Verringerung der Appetit.* Es ist natürlich für ein auf einem Gewichtsverlust-Programm zu fühlen, hungrig, und das sollten Sie sich keine Sorgen. In der Atkins-Diät, treten die Beschwerden von Hunger während der Induktionsphase, in der das System absichtlich auf die Idee der brennenden Fettsäuren akklimatisiert ist Ihr Energieniveau zu erhöhen, ein Verfahren, wie Ketogenese bekannt.

2. *Atkins Diät verliert schnell mehr Gewicht.* Ein Grund für den schnellen Gewichtsverlust ist, dass die untere Insulinspiegel die Niere verursacht überschüssiges Wasser aus dem Körper zu vergießen, die in den ersten zwei Wochen des Programms auftritt.

3. *Fettabbau geschieht zunächst in den Bauch.* Die subkutanen Fette befinden sich unter der Bauchhaut und die viszerale Fette sind in den Oberkörper tief. Beide sind gesundheitliche Risiken, wenn im Überschuß, und insbesondere für das viszerale Fett, tödlich ist. Studien zeigen, dass niedrige Kohlenhydrate, die schädliche Wirkung von Bauchfett zu reduzieren.

4. *Erhöhung des Niveaus des guten Cholesterins und die*

Reduktion von Risiko für Herzerkrankungen. Cholesterin kann entweder "gut", bekannt als High-Density-Lipoprotein (HDL) oder "schlecht", bekannt als Low-Density-Lipoprotein (LDL). Sowohl HDL und LDL-Funktion das Cholesterin im Blut zu tragen. LDL-Cholesterin führt weg von der Leber, während HDL-Cholesterin nimmt aus dem Körper zu der Leber für die Wiederverwendung und Ausscheidung. In der Atkins Diät, HDL erhöht sich durch den Verzehr von Fett, wodurch das Risiko für Herzerkrankungen.

5. *Wesentliche Verbesserung des Zustandes der Patienten mit Typ-2-Diabetes.* Kohlenhydrate brechen in Zucker underhöhen den Blutzuckerspiegel, was wiederum die Insulinspiegel erhöht. Für Menschen, die auf Insulin resistent sind, wird zu einem hohen Blutzucker ein großes Problem dar und führt zum Typ-2-Diabetes. Die Atkins-Diät verhindert, dass die Erhöhung des Zuckerspiegel aufgrund der niedrigen Kohlenhydrat-Diät, die Typ-2-Diabetes zu verhindern.

6. *Niedrige Kohlenhydrate reduziert Hypertonie.* Bluthochdruck ist ein Risikofaktor für die Herzkrankheit, Nierenversagen und Schlaganfall. Eine kohlenhydratarme Verbrauch senkt den Blutdruck, und durch die Erweiterung, reduziert die Risikofaktoren für chronische Krankheiten.

7. *Mit Wirkung in metabolischen Syndrom zu behandeln.* Stoffwechsel Syndrom ist eine medizinische Sammlung von Symptomen:

- Bluthochdruck
- Bauch Fettleibigkeit
- Niedrige HDL-Spiegel
- Hohe Triglyzeride
- Hohe Blutzuckerspiegel

Die Low-Kohlenhydrat-Verbrauch kehrt diesen metabolischen Syndroms und verbessert die medizinische Zustand des Herzens und Typ-2-Diabetes.

8. *Low-Kohlenhydrat-Diät dient als Therapie für Erkrankungen des Gehirns.* Die Behauptung, dass Zucker für das Gehirn notwendig ist, ist wahr. Es gibt Teile des Gehirns, die Glukose verbrennen. Ohne Kohlenhydrate, produziert die Leber, die Glukose, die sie dann an das Gehirn sendet. Weiterhin brennt ein großer Teil des Gehirns auch Ketone (Substanzen, die Fette für Energie abbauen) von der niedrigen Aufnahme von Kohlenhydraten gebildet. Dieser Prozess der Verbrennung Ketone hilft Gehirn Anfälle zu verhindern, wie epileptische Anfälle.

9. *Medizinische Vorteile, die über Gewichtsverlust.* Einige der medizinischen Anliegen positiv von der Atkins-Diät betroffen sind:
   - Linderung von saurem Reflux
   - Akne
   - Kopfschmerzen
   - Krebs
   - Polyzystische Ovar-Syndrom (PCOS), eine endokrine Erkrankung häufiger bei Frauen im gebärfähigen Alter
   - Demenz
   - Narkolepsie oder Tagesschläfrigkeit

   Diese medizinischen Erkrankungen sind durch den hohen Kaloriengehalt von Lebensmitteln von Menschen konsumiert werden. Die Beschränkung der Verzehr von Kohlenhydraten, daher hilft, Ihre Gesundheit zu verbessern. Das Konzept der Atkins-Diät von Low-Carb-Diät und Lebensdauer gute Essen Gewohnheit das Problem der Fettleibigkeit behandeln. Aber scheint es nun, dass die Atkins-Diät Vorteile weit über Gewichtsverlust haben kann.

Kapitel 2 - Verschiedene Phasen der Atkins-Diät erklärt

Die Atkins-Diät-Programm folgt einem Vier-Phasen-Plan, wo dieters von einer Phase zur nächsten zu bewegen müssen. Der Zweck der Phasen ist Ihr System zu ermöglichen, schrittweise auf die Lebensdauer Ziel der Gewichts Wartung durch gute Ernährung Gewohnheit anzupassen.

Wie bereits erwähnt, ist der Plan flexibel und erfüllt Ihre speziellen Ernährungsbedürfnisse. Diese Phasen sind die Induktion, laufende Gewichtsverlust (OWL), Prə-Wartung und die Lebensdauer wartungsfrei.

Phase 1 - Induktion

Sie werden die Induktionsphase die restriktivste aller Phasen, wie die Ernährung fordert eine plötzliche Reduzierung der Kohlenhydrat-Aufnahme finden. Sie können eine bestimmte Menge an Gewichtsverlust in dieser Phase erleben, aber das ist nicht der eigentliche Grund für die Induktionsphase. Der Grund dafür ist, Ihr System zu ermöglichen, auf eine Veränderung in Ihrem Körper Chemie zu gewöhnen, so dass es in Reaktion auf die Verbrennung der Fettsäuren für die Verwendung als Energie zu machen.

Aber ein zu einem hohen Kohlenhydrat-Diät gewöhnt kann der plötzliche Abfall sehr unangenehm finden. Wenn Sie den Hunger fühlen, müssen Sie Ihr Ziel zu gehen, Gewicht zu verlieren Sie mit dem Programm in Gang zu halten. Wir freuen uns auf den Erfolg am Ende des Programms hilft halten Sie motiviert.

Die Induktionsphase dauert zwei Wochen, aber Sie können mit der Induktionsphase fortgesetzt werden, wenn Sie eine Menge Gewicht verlieren müssen. Wenn Ihr Ziel, das Programm für den Beitritt ist die Essgewohnheiten zu ändern, wird eine hohe Aufnahme von Kalorien empfohlen Gewichtsverlust zu verhindern.

Sie können die folgenden in der Induktionsphase erwarten:

- Begrenzte tägliche Verzehr von Kohlenhydraten (20 g Netto-Kohlenhydrate) für eine von mindestens zwei Wochen. Bestimmen Sie die Netto-Kohlenhydrate durch die Anzahl der Gramm Ballaststoffe aus den Gramm Kohlenhydrate abgezogen wird.

- Genießen Sie den Verzehr von Lebensmitteln, die Eiweiß und Fett wie Geflügel kombinieren, Eier, Fisch, Lamm, Rind und Schweinefleisch. Allerdings begrenzen Sie Ihren Verbrauch von Käse, da diese Kohlenhydrate enthalten.

- Achten Sie auf eine ausgewogene Ernährung mit natürlichen Fetten, wie gesättigte Fette, mehrfach ungesättigte und einfach ungesättigte Fette, mit Ausnahme von gehärteten Fetten.

- Die Einbeziehung von nicht-stärkehaltige Blattgemüse in Ihrer Diät-Plan.

- ein Regime von acht Gläser Wasser pro Tag folgen.

Erfolg in der Phase 1 des Programms ist ein Signal für Sie zu bewegen 2. bis Phase Es wird empfohlen, nicht zu lange in der Phase 1 zu bleiben, oder Sie können mit der Monotonie des Menüs zu langweilen. Die Gefahr, an dieser Stelle ist zu glauben, dass es alles in Ordnung, etwas zu essen ist, wie Sie Gewicht wieder 1 durch Wiederholung Phase verlieren kann.

Phase 2 - Laufende Gewichtsverlust (OWL)

Das Ziel für OWL ist Ihre Kohlenhydrattoleranz zu finden, die Ihnen sagen, wie viele Kohlenhydrate Sie verbrauchen können und noch weiter Gewicht zu verlieren. In dieser Phase wieder einführen Sie langsam kohlenhydratreiche Lebensmittel in Ihrer Ernährung, zu erforschen, welche Lebensmittel man essen kann und was nicht zu essen.

In Phase 2, verlangsamt Ihren Gewichtsverlust-Rate nach unten. Sie können Ihre Kohlenhydrat-Aufnahme von 20 Gramm bis 25 Gramm erhöhen, die Aufnahme für jede Woche der Phase um 5 Gramm zu erhöhen 2. Ihre Fortschritte bei der Gewichtsabnahme zu beobachten, die auf ein bis zwei Pfund pro Woche sein sollte, können Sie Ihre persönlichen Kohlenhydrat sagen Balance. Diese Balance Niveau zwischen 30 bis 80 Gramm täglich oder höher, je nach Alter, Geschlecht, den Status von Hormonen und Aktivitätsgrad.

In OWL, können Sie beginnen, nährstoffreiche Lebensmittel, wie nicht-stärkehaltiges Obst und Gemüse zu essen. Sie können auch genießen Weichkäse, wie Hüttenkäse beginnen. Eine empfohlene Methode ist es, eine neue Nahrung aus einer Gruppe einzuführen und zu beobachten, ob das Essen macht Sie gewinnen oder verlieren Gewicht. Wenn Sie das Essen fühlen Probleme verursacht, legen Sie sie beiseite und ersetzen sie durch eine andere aus der gleichen Gruppe oder wieder einführen sie zu einem späteren Zeitpunkt.

Phase 2 dauert, bis Sie mindestens 10 Pfund aus Ihrem Wunschgewicht erreichen.

Phase 3 - Pre-Wartung.

Sie stehen kurz vor Ihrem Gewicht Ziel mit 10 Pfund zu vergießen. Die Pre-Erhaltungsphase empfiehlt eine schrittweise Reduzierung des verbleibenden Gewicht von Ihrem Gewicht Ziel.

In Pre-Erhaltungsphase, fügen Sie 10 Gramm Netto-Kohlenhydrate zu Ihrer täglichen Ernährung. Fügen Sie Lebensmittel auf Ihre Ernährung, wie Linsen und andere Hülsenfrüchte, Obst (mit Ausnahme von Beeren), stärkehaltiges Gemüse und Vollkornprodukte. Es ist in dieser Phase, die Sie Ihre Kohlenhydrat-Toleranz-Ebene finden. Die Kohlenhydrattoleranz Ebene ist der Punkt, an dem Sie Gewicht gewinnen oder nicht verlieren. Wenn Sie diesen Punkt erreichen, signalisiert dies die letzte Phase des Programms.

Sollten Sie feststellen, dass Sie nicht mehr Gewicht zu verlieren, schneiden Sie von 10 Gramm auf Ihre Kohlenhydratzufuhr zurück, vermeiden künstliche Süßstoffe, trinken 8 Gläser Wasser täglich, und zählen und Ihre Kalorienzufuhr aufzunehmen.

Phase 4 - Lebensdauer wartungsfrei.

Wie bereits erwähnt, ist lebenslange Wartung der Hauptzweck der Atkins-Diät. Es ist in Phase 4, dass Sie Ihre Lebensdauer Wartung mit täglich 40 bis 120 Gramm Nettocarbs beginnen. Die Palette der Netto-Kohlenhydrate berücksichtigt den Stoffwechsel, Geschlecht, Alter und Ihre Aktivität. In Ergänzung der Atkins-Diät mit regelmäßiger Bewegung wird Ihnen helfen, einen höheren Kohlenhydrattoleranz Niveau zu erwerben.

Im Anschluss an die Atkins-Diät-Plan, wie vorgeschrieben werden Sie in Ihr Gewicht Ziel gelungen und ein gutes Gefühl über Ihre Fortschritte. Beachten Sie jedoch, dass die Atkins-Diät über die Lebensdauer Gewicht Wartung und sollte immer im Kopf, so dass Sie mit einer ausgewogenen Diät halten konnte.

Kapitel 3 - Gewicht Wartung der Atkins-Diät

Was unterscheidet die Atkins-Diät ist die Betonung auf, welche Lebensmittel, während die andere Diät-Programme Platz Bedeutung zu essen, was nicht zu essen. fühlen In der Atkins-Diät-Plan, müssen Sie nicht hungrig, während im Programm, und man so viel essen, wie Sie für wollen, solange der Kohlenhydratgehalt ist gering, da in jeder Phase empfohlen.

Induktionsphase.

Sie können fast alles essen, aber Ihre Kohlenhydrat-Aufnahme auf 20-25 Gramm zu begrenzen. Sie können Fundament Gemüse essen (keine stärkehaltiges Gemüse), Proteine, gesunde Fette und die meisten Käse. Sie können Nüsse und Samen in Ihrer Ernährung.

- Muscheln sind gut, aber sie enthalten Kohlenhydrate, also Ihre Krustentieren Verbrauch bis 4 Unzen pro Tag zu begrenzen.

- Rohboden Fleisch: Rind, Schwein, Kalb, Wild, Schinken und Speck. Schinken und Speck kann Zucker enthalten, so wählen Sie diejenigen, die nicht geheilt werden. Sie können für nitratfreien Speck entscheiden.

- Eier sind sehr nahrhaft und ein Grundnahrungsmittel, vor allem zum Frühstück. Seien Sie bei der Zubereitung von Eiern, kreativ zu vermeiden Monotonie.

- Für Fette und Öle, erhalten diejenigen, die aus Gemüse stammen. Öle reich an Omega-3-Fettsäuren sind ebenfalls akzeptabel. Öle haben keine Kohlenhydrate, aber die Portion zu einem Esslöffel begrenzen. Achten Sie darauf, dass Öle nicht erreichen, zu hohe Temperatur beim Kochen.

- Koffeinhaltige Tee und Kaffee sind akzeptabel, Stop Koffein zu verwenden, wenn Sie das Gefühl haben das Verlangen erleben. Wenn Sie ein Koffein-Süchtigen sind, ist es ratsam, die Gewohnheit zu brechen, bevor Sie eine Diät-Programm eingeben.

- Käse enthält Kohlenhydrate den Käse Aufnahme pro Tag auf 3-4 Unzen so begrenzen oder eine äquivalente Größe von 1 "Würfel pro Tag.

Phase 2 oder die laufende Gewichtsverlust.

Das Ziel dieser Phase ist mit der Dynamik in Phase 1 begonnen zu verfolgen, bis Sie Ihre persönliche Kohlenhydrattoleranz finden. Die Lebensmittel-Listen unten dargestellt sind Vorschläge, die Sie nach Ihrem Geschmack mischen. Sie werden Ihre Nahrung in dieser Phase mit der Zugabe einer breiteren Palette an Speisen und Getränken genießen. Sie fühlen sich noch leichter mit dem Programm jetzt, dass Sie die Convenience-Stores für Ihr Lieblingsessen besuchen können.

- Milchprodukte wie Joghurt (schlicht und ungesüßt), ungesüßt Vollmilch, Mozzarella-Käse, Hüttenkäse, Ricotta-Käse und Sahne

- Die meisten Nüsse und Samen wie Macadamia, Erdnüsse, Paranüsse, ein paar von Ihren Favoriten zu nennen

- Frische Früchte wie Brombeeren, Himbeeren, Preiselbeeren, Erdbeeren, in Würfel geschnitten cantaloupes, in Würfel geschnitten Honigtau, Heidelbeeren

- Zitronensaft, Kalk und Tomatensaft empfohlen.

- Konserven oder gekochte Hülsenfrüchte wie Linsen, Bohnen, Saubohnen, Pinto-Bohnen, schwarze Bohnen, Kichererbsen und

- Convenience-Lebensmittel sind akzeptabel, solange Sie sich der Portionsgröße und Netto-Kohlenhydrate sind.

Pre-Erhaltungsphase

In dieser Phase werden mehr Kohlenhydrate hinzugefügt, um Ihre Ernährung, so dass für 50 - 70 Für Nettocarbs pro Tag. Breiteres Angebot an Lebensmitteln wird auch auf die Ernährung aufgenommen. Der Zweck dieser Phase ist es für Sie zur Feinabstimmung Ihrer Ernährung, bereiten Sie ein Leben lang Wartung Ihres Gewichts. Diese Phase dauert für einen Monat oder bis Sie Ihr Wunschgewicht Ziel erreicht.

- Stärkehaltige Gemüse akzeptabel sind in dieser Phase: Squash (gebacken oder püriert), geschnittene Karotten, gebacken oder Kartoffelbrei, Süßkartoffeln, Erbsen, Pastinaken und Mais.

- Leguminosen: schwarze Bohnen, Bohnen, Linsen, Kichererbsen, Bohnen und andere

- Genießen Sie ein breiteres Spektrum Ihrer Lieblings Früchte: Äpfel, kleine Bananen, Grapefruit, Guave, Kiwi, Mango, Rosinen, Pfirsich, Pflaume Medium, frische Datteln, mittlere Birne, Aprikose Medium und frische Ananas

- Körner sind auch akzeptabel, in dieser Phase: Haferflocken, brauner Reis, Weizenkleie, Quinoa, Vollkornbrot, Grütze, und gekochte Gerste.

Lebenslange Wartungsphase

An dieser Stelle haben Sie Ihr Gewicht Ziel erreicht und bereit sind, Ihre Ernährung in eine lebenslange Gewohnheit zu machen. mit einem Kohlenhydrat Gleichgewicht nun zu einer Diät in der pre-maintenance Phase bestimmt verwendet wird, können Sie einfach mit dieser Bilanz fortsetzen oder knapp darunter.

Ihre Nahrungsaufnahme in der Lebensdauer Wartung Diät ist die gleiche wie in der Pre-Erhaltungsphase. Der Unterschied ist, die Änderungen, die Sie einführen und Sie können erwarten, dass die folgenden:

- *Genießen Sie eine gute natürliche Fette.* Alles, was Sie sich merken müssen, nicht über Ihre Kohlenhydrat-Balance zu essen. Sie könnten Butter oder Olivenöl zum Gemüse, Blauschimmelkäse für Salate und Schlagsahne oder Vollmilch, Joghurt Früchte wie Beeren hinzufügen.

- *Genieße das Leben.* Da die Atkins-Diät Sie jetzt zweite Natur ist, brauchen Sie nicht, sich mit ihm viel zu kümmern. Sie müssen möglicherweise Ihre Kohlenhydrat-Balance ändern zu den Aktivitäten ab, die Sie engagieren, Ihre Arbeit und Ihre Gesundheit. Mit dem Know-how Sie mit der Atkins-Diät-Programm erworben haben, haben Sie die Werkzeuge Ihr Gewicht zu kontrollieren und nicht um gelegentliche Verfehlungen kümmern.

Die Atkins-Diät ist mehr über Ihr System in der Gewohnheit des gesunden Nahrungsaufnahme zu trainieren. Der Körper ist gebaut zu bewegen. Die aktuellen Zeiten sorgen für ein sesshaften Leben, die die Gesundheit des Menschen und Körper auswirkt. Die Atkins-Diät macht es Ihnen möglich, gesunde Lebensmittel zu genießen und schwelgen in Aktivitäten, schließlich machen Sie mit dem Leben ein gutes Gefühl.

Kapitel 4 - 7-Tage Atkins-Diät Speisen

Die Atkins-Diät hat keine Mahlzeit Beschränkungen außer den Kohlenhydraten Aufnahme zu begrenzen. Während man essen, was Sie wollen, hilft es, eine Struktur, um Ihre Mahlzeit zu haben; dies erspart Ihnen denken, was Essen an einem Tag zu Tag vorzubereiten. Denken Sie daran, 8 Gläser Wasser pro Tag zu trinken. Der Ernährungsplan in diesem Abschnitt sind für diejenigen, die gerne essen.

Tag 1

Frühstück

3 Rührei mit Sahne

4 bis 6 Streifen Speck Kaffee oder Tee mit

Sahne

Mittagessen

Hähnchensalat 6 Unzen gegrilltes

Hähnchen

1 EL Romano Käse

2 Tassen grüner Salat

2 EL Ranch Dressing 1 Ei hart gekocht,

gehackt

Abendessen   Gebratene   Fischfilets ,   in   Eier   getaucht,
beschichtet Molke-Protein, und die Verwendung von Pflanzenöl

1 Tasse grüner Salat

V4 Tomaten, mittelgroß

1 in dünne Scheiben geschnitten rote Zwiebel

Tag 2

Frühstück

2 Portionen Getreide

1 EL Sahne

4 Wurst Pastetchen Decaf

Kaffee

Mittagessen

Abendessen

1 Tassen Salat (Schinken, hart gekochtes Ei, Speck zerbröselt, 2 Unzen Käse)
2-3 EL hausgemachte Thousand Island Dressing
Diät-Cola

gegrilltes Steak mit Knoblauchbutter , 2 dünne Scheiben geschnitten Zwiebeln und eine halbe Tasse Pilze

V2 Tasse grüner Salat mit zerbröckelte Speck

1 EL romano Käse

1 EL Dressing (nach Wahl)

1 Tasse Spargel

Tag 3
Frühstück

jambon et fromage (2 onces) Omelett

1 geröstete Muffin

1 EL Butter

Heißer Tee mit Zitrone und Zuckerersatz

Mittagessen

Gebackene Hühnerflügel mit
 Blauschimmelkäse -Dressing
Wenige deviled Eier
1 Tasse Krautsalat
10 - 20 Oliven
Diät-Cola

Abendessen

8 Unzen-Steak
2 Tassen Blattsalat mit Tomaten gemischt,
 Gurken, 2 Unzen Käse und Speck
 zerbröselt
2 EL hausgemachte Thousand Island
 Dressing

1 Tasse Fleischbrühe , Rührei bestreuen Eier,
Schnittlauch zum Garnieren

Tag 4	3 hart gekochte Eier leicht gehackt, mit 1 TL
Frühstück	frische Kräuter, 1 TL Butter und 1 TL
	Sahne mischen

4 Wurst

Decaf Kaffee oder Tee

Mittagessen

Schinken und Käse-Sandwich hinzufügen
Salat und Tomaten

Soda Senf oder Mayonnaise Diet

Abendessen

6 Unzen von gebackenem Fischfilet mit Butter, Kräuter und Gewürze

2 Tassen Blattsalat mit Tomaten gemischt, Radieschen und Gurken

2 EL von hausgemachten Thousand Island Dressing

1 Tasse Brokkoli und Blumenkohl , gekocht und gemischt

Tee mit Zitrone und Zuckerersatz

Tag 5
Frühstück   1 geröstete Muffin 1 EL Butter

Mittagessen

Geflügelsalat mit Speck gemischt bröckelt, gehackte Sellerie, grüne Zwiebeln und Gewürze
2 Wolke paniert

Schwarten, 1/2 Tasse hausgemachte Salsa-

Diät-Soda

Abendessen

6 Unzen von Schweinebraten , in Scheiben geschnitten
2 Tassen Blattsalat mit Tomaten gemischt, Gurken, Radieschen und Frühlingszwiebeln
2 EL von hausgemachten Thousand Island Dressing

Tee mit Zitrone und Zuckerersatz

Tag 6
Frühstück

2-4 Mini-Muffins 2 hart gekochte Eier
Decaf Kaffee oder Tee

Mittagessen

8 Unzen gegrilltes Rindersteak , in dünne
Scheiben geschnitten 1 Tasse grüner
Salat
1 rote Zwiebel, in dünne Scheiben
geschnitten

Abendessen

Frikadellen mit Alfredo Sauce
1 Tasse grüne Bohnen mit Pilzen
Russische Eier

Tag 7

Frühstück	2 Rührei
	3 Scheiben Speck 2 geröstete Muffins Ein EL Butter
	Tee mit Zitrone und Zuckerersatz
Mittagessen	Gebackenes Huhn Oberschenkel und Bein
	1 Tasse Gemüsesalat , gekocht und zucker- frei Italian Dressing
	Diät-Cola
Abendessen	6 Unzen von gebackenem Fischfilet mit Butter, Kräuter und Gewürze
	1 Tasse Krautsalat
	2 Tassen grüner Salat
	2 EL Ihrer Wahl von Salatdressing

Mit der gleichen Nahrung für so viele Tage verbraucht, könnte es eine Monotonie werden. sich zu langweilen mit der Nahrung, die Sie essen, variieren Sie Ihre Vorbereitung auf die Eier zu vermeiden. Sie könnten für das Gemüse für Ersatz suchen und Fleisch. Und halten Sie Ihre Kohlenhydrate Balance im Auge behalten.

Kapitel 5 - falsche Vorstellungen über die Atkins-Diät

Die Popularität der Atkins-Diät, die im Jahr 2002 noch höher nach der Veröffentlichung des zweiten Atkins Buch die Höhe geschnellt, erzeugt Missverständnisse und als entlassen "fad." Aber diese Missverständnisse widersprechen nicht die positiven Effekte der Atkins-Diät, wie wissenschaftliche Studien zeigen .

Im Folgenden sind die Themen, über Low-Kohlenhydrate mit Erklärungen, die diese Missverständnisse als unbegründet erweisen.

1. **Low-Kohlenhydrate-Diät ist schwierig, durch zu folgen.** Der Anspruch der eine ganze Nahrungsmittelgruppe aus dem Menü ohne ist extrem und schwer zu folgen. Die Beschränkungen für den Verzehr von Lebensmitteln führen oft zu einem Gefühl der Entbehrung, die wiederum für mehr Nahrung zu einem Verlangen führen.

   Die Befürworter der Atkins-Diät Anspruch, Gewicht zu verlieren schnell. Low-Carb-Lebensmittel verursacht einen automatischen Appetitverlust und reduziert Kalorienzufuhr ohne Hungergefühl. In Abwesenheit von Hunger, dieters sind in der Lage, bis die letzte Phase des Programms zu verfolgen.

2. **Wesentliche Lebensmittelgruppen aus dem Low-Kohlenhydrat-Diät ausgeschlossen.** Es ist interessant, dass des Menschen frühesten Vorfahren zu beachten, nicht essen Körner, bis vor etwa 10.000 Jahren. Es ist die moderne Konsum Gewohnheit, dass die Bedingungen der Geist für Lebensmittel, die reich an Zucker und Fetten zu sehnen. Tatsache ist, dass Sie die wesentlichen Nährstoffe durch den Verzehr von tierischen Lebensmitteln und nicht-stärkehaltige Gemüse.

3. **Eine kohlenhydratarme Diät verursacht Ketose, die schädlich für die Gesundheit ist. Ketose ist oft mit**

Ketoazidose verwirrt. Ketose ist gut für die Gesundheit und ist eine natürliche Reaktion des Körpers System, wenn das Gehirn nicht ausreichend Glukose hat es für Energie zu verbrennen. Ketoazidose ist eine Bedingung, die mit Typ-1-Diabetes zu den Menschen geschieht, wo der Blutstrom mit Glukose und Ketonkörper in großen Mengen gefüllt ist. Ketoazidose ist es daher, eine Gefahr für die Gesundheit und kann tödlich sein.

Studien zeigen, dass Ketose-Therapie für chronische Krankheiten ist und daher nicht schädlich, da viele glauben möchten.

4. **Eine kohlenhydratarme Diät ist reich an gesättigten Fettsäuren, die schädlich für die Gesundheit ist.** Eine kohlenhydratarme Diät tun das Essen von Fleisch und anderen Lebensmitteln, die reich an gesättigten Fettsäuren und Cholesterin fördern. Der Anspruch von gesättigten Fettsäuren das LDL (Low-Density-Lipoprotein) Cholesterinspiegel erhöhen, ist falsch.

Es gibt zwei Arten von Lipoprotein-Cholesterin, Lipoprotein hoher Dichte (HDL) und die Low-Density-Lipoprotein (LDL). Tatsache ist, dass mit niedrigem Kohlenhydrat-Verbrauch führt zu einer verminderten Blutspiegel von gesättigten Fettsäuren, die Brennstoffe, die die Kohlenhydrate verbrennen, um Energie zu erzeugen. Die gesättigten Fettsäuren erhöhen das Niveau von HDL (das ist die gute Cholesterin ist) und ändern Sie die niedrigen und dichten LDL (das ist die gefährliche Cholesterin) zu einem großen LDL, das harmlos wird.

5. **Es gibt nichts zu unterstützen, dass Low- Kohlenhydrat-Diät auf lange Sicht sicher ist.** Es sind statistische Studien über die langfristige Wirksamkeit durchgeführt und die Sicherheit des kohlenhydratarme Diät, die zeigen, dass es für zwei Jahre und länger ohne nachteilige Wirkung auf die Gesundheit dauert.

Im Gegenteil zeigen anthropologische Studien, dass die

Menschen mit den modernen Annehmlichkeiten leben von Stämmen von modernen Lebens unberührt lernen können. Studien der Stämme in Alaska leben, Kanada, Grönland und Afrika zeigen, dass diese Stammes-Leute auf Meeressäugetiere gedeihen, Fisch, Landsäugetiere und Vögel. Diese Stammes Menschen essen keine pflanzlichen Lebensmitteln und deren Kalorienquelle wird hauptsächlich aus Fetten genommen, die eine hohe 75% erreichen konnte. Und doch sind sie gesund, ohne chronische Krankheiten bis ins hohe Alter zu leben.

6. **Was auf einer Low-Carb-Diät verloren ist Wasser Gewicht.** Es ist wahr, dass die Wassergewichtsverlust aufgrund einer kohlenhydratarme Diät, aber der Verlust von Wasser tritt nur während der ersten zwei Wochen der Diät. In der ersten Phase der Atkins-Diät, gibt die Nieren Natrium und Wasser, die den Verlust tragen zu gewichten. Nach der Anfangsphase jedoch weiterhin Gewichtsverlust, aber der Verlust ist von Körperfett.

7. **Ein Low-Kohlenhydrat-Diät führt zu einem Verlust von Nährstoffen.** Bestimmte Lebensmittel tut bar andere Nährstoffe aus der Absorption in den Körper-System. Wie Körner, die in Phytinsäure hoch sind, verhindert die Aufnahme von Eisen, Zink und Kalzium, die zu Mineralstoffmangel führen kann. Weizen bekannt ist, die Blutspiegel von Vitamin D. Eine unzureichende Blutspiegel von Vitamin D zu reduzieren, ist ein Risikofaktor für das Herz und anderen chronischen Erkrankungen. Eine kohlenhydratarme Diät nicht enthalten Weizen in seinem Plan, und deshalb nicht jene Substanzen, die andere Nährstoffe verhindern, dass vom Körper aufgenommen wird.

8. **Gehen auf eine kohlenhydratarme Diät verursacht eine Menge Beschwerden.**
Es stimmt, dass dieters Unbequemlichkeiten während einer Low-Carb-Diät, wie Kopfschmerzen, Übelkeit, Verwirrtheit, Reizbarkeit und Lethargie erleben. Diese Beschwerden sind aufgrund der drastischen Veränderung

im Stoffwechselystem, das während der Induktionsphase auftritt und dauert für die ersten zwei Wochen der Atkins-Diät-Programm.

Diese Beschwerden verschwinden in ein paar Tagen und kann durch immer ausreichend Wasser und Salz in das System verhindert werden.

9. **Ein Low-Kohlenhydrat-Diät verursacht Herzklopfen.** während der ersten zwei Wochen nach der Induktionsphase eine leichte Erhöhung der Herzfrequenz zu erleben ist normal aufgrund metabolischen Veränderungen und nicht von Dauer. Dieser Zustand ist durch Austrocknung und einer nicht ausreichenden Menge an Salz in Ihrem System. Durch ausreichend Flüssigkeit zu trinken für den Wasserverlust zu kompensieren und unter Salz verhindert Herzklopfen.

10. **Reduzierte körperliche Leistungsfähigkeit wird durch Low-Kohlenhydrat-Aufnahme verursacht.** Ein Eingeweihter in die Low-Kohlenhydrat-Diät eine Verringerung der körperlichen Leistungsfähigkeit aufgrund des Fehlens von Flüssigkeit und Salzen im System kann fühlen. Dieses Problem löst, indem Sie viel Wasser, gemischt mit Salz vor einer Aktivität zu trinken.

Mit kollidierenden Ansprüche Gewichtsverlust umgibt, die zwischen Low-Kohlenhydrate und fettarme Ernährung vor kurzem schwingt, ist es eine gesunde Reaktion auf Pause vor der Entscheidung über die Diät-Ansatz verwenden. Es gibt auch andere Faktoren, wie medizinische Bedingungen, müssen Sie vor der Auswahl einer für Sie geeignetsten hält. Aber nicht der Entscheidung, gehalten Missverständnisse aufgrund handeln, verhindern können Sie von Ihrer Gesundheit zu verbessern und ein Lebensstil.

Kapitel 6 - Die Nahrung, die Sie müssen essen

Die Schönheit der Atkins-Diät ist in seinem Ansatz zur Gewichtsabnahme, die sowohl gesund und leicht zu pflegen ist. Und während auf der Atkins-Diät-Programm, Sie müssen nicht hungern. Sie können die Lebensmittel essen Sie wollen, vorausgesetzt, es ist in den Kohlenhydraten oder innerhalb des Kohlenhydrat Gleichgewicht gering ist.

Der Leitfaden unten hilft Ihnen mit, welche Lebensmittel Sie essen müssen, wie Sie durch jede Phase der Atkins-Diät gehen. Wie Sie durch jede Phase gehen, können Sie neue Lebensmittel in das Menü einführen oder wieder einführen Essen waren Sie einmal intolerant und verursacht Probleme.

Phase 1 - Induktion (20 - 25 Gramm Kohlenhydrate)

- 12 bis 15 g grüne und andere nicht-stärkehaltiges Blattgemüse Für natürliche Fette

- Verwenden Sie Olivenöl, Butter, Oliven, Avocado und andere natürliche Nahrung, Ihren Appetit zu würzen 170 Gramm Größe von Huhn serviert, Pute, Fisch, Muscheln, Lamm, Rind, Kalb, Schwein, Eier, Tofu und andere Sojaprodukte –

- Für Ihre Proteinquellen können Sie 110 haben

- Milchprodukte, die reich an Fett, aber arm an Kohlenhydraten, wie Sauerrahm, Sahne und Hartkäse

Phase 2 - Laufende Weight Loss (5 Gramm Zunahme von Kohlenhydraten pro Woche)

Neben den Gründungs Gemüse und Milchprodukte Sie in der Induktionsphase genießen, können Sie hinzufügen:

- Nüsse und Samen (vermeiden Kastanien)

- Beeren, Melone und Kirschen (vermeiden Sie Wassermelone)

- Hüttenkäse und Ricotta für Frischkäse und Vollmilchjoghurt

- Leguminosen wie Kichererbsen und Linsen und andere in der gleichen Lebensmittelgruppe

- Gemüse und Tomatensaft, einschließlich Zitrone und Limettensaft

Phase 3 - Pre-Wartung (10 Gramm Zunahme von Kohlenhydraten pro Woche)

Weiter auf neue Lebensmittel in das Menü hinzufügen, während in Ihrem Kohlenhydrat Gleichgewicht zu bleiben. Für Lebensmittel kauft, überprüfen Sie die Netto-Kohlenhydrat-Zählung auf Etiketten.

- Stärkehaltige Gemüse sind jetzt akzeptabel wie Karotten, Rüben, gebacken oder püriert Kürbis, gebacken Süßkartoffel, in Scheiben geschnitten Pastinaken und Mais

- Körner sind in dieser Phase auch akzeptabel, wie rohe Weizenkleie, Weizenkeime, Hafer, gekochte Grütze, gekochte Weizennudeln und brauner Reis gekocht

- Für Früchte (ausgenommen Fruchtsäfte und getrocknete Früchte), können Sie frischen Kokosraspeln, Kirschen, in Würfel geschnitten Wassermelonen, Papaya, mittel Pflaumen, Guave, Mango, frische Ananasstücke und andere Früchte hinzufügen

Phase 4 - Lebensdauer Wartung

In dieser Phase ist Ihre Ernährung jetzt ein Lebensstil. Die Lebensmittel, die Sie in dieser Phase essen, ist die gleiche wie die in Phase 3. Sie können die Lebensmittel wieder einführen, die Sie vor dieser Phase intolerant waren und andere Lebensmittel zu erkunden, aber in Ihrem Zielgewicht zu bleiben.

Kapitel 7 - Einfache Rezepte

Um Sie bei der Atkins-Diät beginnen, werden Sie einfache Rezepte für Ihre tägliche Mahlzeit unten finden. Wie Sie mit den Rezepten vertraut machen, können Sie einfache Rezepte eigene Faust zu erkunden und zu schaffen, die Zutaten variiert, um Ihre Mahlzeiten Würze und Vielfalt zu bieten.

Frühstück

Minute Muffin

V4 c Mandelmehl
1 t Süßstoff (Zuckerersatz)
V4 t Backpulver mit geraden Phosphat, doppelt wirkend Inhalt 1/8 t Salz
V2 t Zimt 1 ganzes Ei, große
1 t Pflanzenöl

1. In einem Becher, kombinieren und rühren Sie die trockenen Zutaten, bis gut eingearbeitet.
2. Fügen Sie das Öl und das Ei zugeben und umrühren.
3. Kochen in der Mikrowelle für eine Minute.
4. Toast das Muffin, optional
5. Top mit Frischkäse

Protein Pancake

2 Unzen Whey Protein (Wahl der Geschmack)
VA c Mahlzeit Mehl
3 T Vollkorn, Sojamehl
1 t Backpulver
1/3 c Quark, Quarkcreme
2 Eier, große

1. Mischen Sie die ersten drei Zutaten gut.
2. Fügen Sie die geschlagenen Eier und Quark und rühren, bis gemischt.
3. Erhitzen Sie eine beschichtete Pfanne bei mittlerer Hitze.
4. Fetten Sie leicht mit Pflanzenöl

5. Tropfen Teig in Pfanne mit dem Einsatz von V-Tasse für jeden Pfannkuchen.
6. Drehen Pfannkuchen und kochen für 2 Minuten mehr.
7. Wiederholen Sie dies für jeden Pfannkuchen den Vorgang.

Protein-Shake

3/4 c Wasser 2 T Schlagsahne
1 t Vanille
2 t Zuckerersatz
V c Molkeproteinpulver
V t Guarkernmehl
4 - 6 Eiswürfel
Geben Sie alle Zutaten in den Mixer geben, aber nicht die Eiswürfel. Whirl zu kombinieren gut. Fügen Sie die Eiswürfel ein zu einer Zeit Mischung zu ermöglichen, zu verdicken.

Um Abwechslung in den Shake, können Sie Variationen versuchen. Ersetzen Sie Wasser mit Diät-Cola, leichte Getränke oder Joghurt. Sie können auch Extrakte und zuckerfreien Sirups versuchen.

Mittagessen

Lachs mit Zitrone und Kapern

4-6 Unzen Lachsfilets
V4 c Olivenöl V2 t Salz
V2 t gemahlener schwarzer Pfeffer
1 T frisch Rosmarinblätter gehackt
8 Zitronenscheiben (2 Zitronen)
V4 c Zitronensaft (1 Zitrone)
V2 c Weißwein
4 t Kapern
4 Stück Aluminiumfolie

1. Bürsten beide Seiten von Lachsfilet mit Olivenöl
2. Mit Salz, Pfeffer und Rosmarin
3. Legen Sie jede gewürzt Lachs in der Folie, top jeder Lachs mit Zitrone eine Scheibe Zitrone, 2 Esslöffel Wein und 1 Teelöffel

29

Kapern
4. Falten Folie und Siegel
5. Legen Sie eine Grillpfanne auf mittlerer bis hoher Hitze
6. Legen Sie die Folie auf dem heißen Grill, 10 Minuten kochen

verglaste briskets

4 Pfund mageres Rindfleisch brisket
2 t Salz
2 t Paprika
1 t schwarzer Pfeffer
3 T Aprikosenkonserven, Zucker (oder Ihre Wahl von
bewahrt)

1. Backofen auf 475 F.
2. Rub Rinderbrust mit Salz, Pfeffer und Paprika
3. Setzen Sie den Brustkorb in den Ofen, Fettseite nach unten
4. Scatter Zwiebeln und Möhren rund um die Brust und 15
   Minuten kochen
5. Schalten Bruststück über und V2 c Wasser.
6. Abdeckung und Ofentemperatur auf 375 F. reduzieren
7. Kochen Sie für 3 bis 4 Stunden, bis sie weich sind.
8. Wärme Broiler. Übertragen Sie Bruststück vom Ofen auf den
   Grillpfanne
9. Spread-Konfitüre über Brust und braten für 5 Minuten,
   Zwiebeln und Karotten zu entfernen.
10. Abdeckung brisket mit Folie und abkühlen lassen.
11. Entfernen Sie Oberflächenfett und servieren.

Ancho Macho Chili
1 Zwiebel, mittlere Größe
80 Unzen ohne Knochen Steak
3 T Chilipulver
V2 t schwarzer Pfeffer
2 t Verkauf
14 a / 2 Unzen rote Tomaten und grüne Chilis, Konserven
2 t Knoblauch
306 Flüssigunzen Rotwein
3 EL Olivenöl

1. Backofen auf 325 F
2. Rub Salz und Pfeffer auf Rindfleisch
3. Hitze 1-1 / 2 t Öl in einem Topf bei starker Hitze
4. Fügen Sie 1/3 von Rindfleisch und kochen, bis braun
5. Übertragung Bruststück in eine Schüssel geben und wiederholen Sie mit den restlichen Rindfleisch
6. Fügen Sie die restlichen 1-1 / 2 t Öl Topf und kochen Zwiebel
7. Rühren in Chili-Pulver. Gehackten Knoblauch, Tomaten und Wein und köcheln lassen
8. Abdeckung und 2-1 / 2 Stunden, bis zart backen.

Abendessen

Pilz mit Spargel und Erbsen

3 T ungesalzene Butter
3 Schalotten, mittel
1 t Knoblauch
1-3 Unzen Pilzkappe
V4 c Essig
1 c Wasser
1 lb Spargel V2 c grüne Erbsen
2 T Schwere Creme 8 Basilikumblätter V4 Prise Salz V4 t
schwarzer Pfeffer

1. Melt 2 Esslöffel Butter in einer großen Pfanne bei mittlerer bis hoher Hitze. Reduzieren Sie Hitze auf mittlere und fügen Sie Schalotten. 3 Minuten kochen, bis das grüne Teil verwelkt.
2. Fügen Sie den gehackten Knoblauch
3. Fügen Sie den restlichen Esslöffel Butter und Pilz. 5 Minuten kochen oder bis Pilze sind weich
4. Fügen Sie den Essig, 2 Minuten kochen mehr
5. Um das Wasser gießen, fügen Sie den Spargel und zum Kochen bringen. Hitze reduzieren und köcheln lassen für 5 Minuten.
6. Fügen Sie Erbsen, 2 Minuten kochen.
7. Fügen Sie die Sahne und weiter köcheln lassen, bis die Sauce dick ist
8. Übertragung auf eine Schüssel geben, Basilikumblätter und Saison hinzufügen, mit Salz und Pfeffer abschmecken.
9. mit Parmesan bestreuen, optional

Schweinekoteletts mit Senfsauce

3 EL Olivenöl
4 ohne Knochen Schweinekoteletts, 1-Zoll dick Salz und
schwarzer Pfeffer
2 fein gehackte Schalotten
3/4 c Weißwein
2T schwere Sahne
1 T Dijon-Senf
1 T frischer Estragon, gehackt
1 keil geschnitten Zitrone

1. Ofen vorheizen auf 400F
2. In einer Pfanne 1 EL über die hohe Hitze
3. V2 Teelöffel Salz und Pfeffer zu würzen das Schweinefleisch.
4. Brown Schweinekoteletts auf jeder Seite
5. Übertragung Schweinekoteletts auf ein Backblech, Braten für 5
   bis 7 Minuten oder bis gekocht
6. Kochen Sie die Schalotten mit 1 EL Öl, bis sie weich Rühren
7. Gießen Sie in den Wein und köcheln lassen, bis um die Hälfte
   reduziert
8. Fügen Sie die Sahne, köcheln, bis die Sauce eindickt. Fügen Sie
   den Senf.
9. Gießen Sie Sauce über die Koteletts und fügen Sie Estragon.
10. Servieren mit den Zitronenscheiben.

Gebackene Wels mit Brokkoli

6 Unzen bewirtschaftet Wels
1 c Brokkoli, gehackt
1 Portion, Mischung aus Kräuterbutter

1. Ofen vorheizen auf 350F
2. Ordnen Sie Wels auf 12 "Quadrat-Folie, streuen Fisch mit Salz
   und Pfeffer aus der Mühle
3. Ordnen Sie Brokkoli um Fisch
32 4. Falten Seiten der Folie und Dichtung durch Quetschen
5. Backen Sie für 10 bis 15 Minuten, bis Fisch gekocht und
   Brokkoli ist zart

6. Übertragung Fisch in eine Schale, offene Folie und gießen Kräuter-Butter-Mischung über Fisch

Für Kräuter-Butter-Mischung

V2 t Salz
1 t schwarzer Pfeffer
V2 c Olivenöl
1 t Knoblauch
3 t Oreganoblätter
2 T Basil
1 c ungesalzene Butter V2 c Pflanzenöl

1. Setzen Sie Salz, Pfeffer, Knoblauch, Olivenöl, Oregano und Basilikum in einer Küchenmaschine. Pulse bis Pfeffer Flecken sind nicht sichtbar.
2. Fügen Sie Öl und Butter und Mischung bis glatt
3. Scrape in einen Behälter
4. Hält im Kühlschrank bis 1 Monat

Suppen

Roter Pfeffer-Suppe

2 EL Olivenöl 2 Knoblauchzehen 12 Unzen geröstete Paprika 1
14,5 Unzen Hühnerbrühe 7 Flüssigunzen Wasser
1 Zwiebel, klein 2/3 c Sahne
V4 c geriebener Parmesan
2 Stangen Staudensellerie, mittel
1. In einem Topf das Öl erhitzen in einem Topf bei mittlerer Hitze
2. Fügen Sie Sellerie, Knoblauch, weiße Zwiebel. Cook und rühren, bis Gemüse weich sind.
3. Püree Suppe in einen Mixer geben. Tun Sie dies in den Reihen.
4. Rückkehr Suppe Topf Sahne zugeben und umrühren
5. Mit Salz und Pfeffer nach Geschmack. Sprinkle Parmesan auf serviert.

Blauschimmelkäse und Speck-Suppe

5 Speck, mittlere Scheibe
3 T ungesalzene Butter

3 Lauch

2 c Pilzstücke und Stiel

1- 1/2 c Blumenkohl

1 14,5 Unzen Dosen Hühnerbrühe

V2 c Wasser

2- 1/2 pza Blauschimmelkäse (oder Ihre Wahl von Käse)

1. In einer Pfanne kochen Speck knusprig braten, zu einer Zeit von 3 bis 4 Streifen platzieren
2. Butter in einem Topf bei mittlerer Hitze. Werfen Sie in Lauch, Blumenkohl und Pilzen. 5 Minuten kochen lassen, dabei gelegentlich umrühren
3. Fügen Sie Wasser und Hühnerbrühe und zum Kochen bringen.
4. Hitze reduzieren und köcheln lassen für 10 Minuten
5. Püree Suppe in einen Mixer geben. Tun Sie dies in den Reihen und Rück Suppe Topf.
6. Auf der letzten Partie der Suppe, fügen Blauschimmelkäse und Püree bis glatt.
7. Top mit zerbröckelte Speck.

Creme der Hühnersuppe

6 Speckstreifen

2 EL Butter

3 Knoblauchzehen

3,5 Unzen in Scheiben geschnittenen Champignons 1/3 c Weißwein oder Wasser V2 c Kokosmilch

3 c Hühnerbrühe

4 gehackte Sellerie Rippen

5 gekocht und gehackt ohne Haut Hähnchenschenkel mit Salz abschmecken

Pfeffer

2 T gehackte frische Petersilie

1. In einem großen Topf das Öl erhitzen und kochen Speck knusprig braten. Entfernen Sie Speck und beiseite stellen.
2. Fügen Sie Butter und wenn geschmolzen, fügen Sie Knoblauch bis golden. Fügen Sie Pilze und kochen, bis sie weich.
3. Gießen Wein oder Wasser und kochen, bis auf die Hälfte reduziert.

4. Gießen Kokosmilch und Hühnerbrühe, umrühren. Fügen Sie Huhn und Sellerie, köcheln lassen.
5. Fügen Sie eine Prise Salz und Pfeffer. Verwenden Sie Speck und Petersilie zum Garnieren.

Schlussfolgerung

Nochmals vielen Dank für das Herunterladen dieses Buch!

Die Atkins-Diät steht auf den Grundprinzipien der Gewichtsverlust, Gewichts Nahrung, eine bessere Gesundheit und Wohlbefinden und Prävention von gesundheitlichen Risikofaktoren. Die Diät-Plan entspricht dem spezifischen Ernährungsbedarf der dieter, um jegliche Barriere der dieter kann mit dem Programm und Erfolg fortzusetzen.

Die Atkins-Diät ist nicht nur zum Abnehmen, sondern um ein Leben lang Lebensstil der gesunden Ernährung zu entwickeln. Die Atkins-Diät-Programm hilft Ihnen, sich allmählich von einem hohen Kohlenhydratverbrauch auf ein Low-Kohlenhydrat-Aufnahme zu bewegen. Und diese allmähliche Progression hilft Ihnen, Ihre Kohlenhydrat-Balance zu erkunden, die Sie die Kontrolle über Ihr Gewicht Wartung gibt.

Getreu dem Atkins-Diät-Programm befreit Sie von Sorgen über Ihr Gewicht und fühlen sich gut mit dem Leben, wenn das gesunde Essen zu Ihnen zur zweiten Natur wird.

Ich hoffe, dass dieses Buch der Lage war, Ihnen zu helfen, das Konzept der Atkins-Diät zu verstehen und wie es geht effektiv für Sie arbeiten.

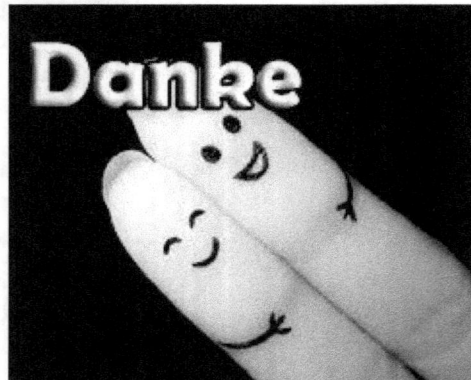

Schließlich, wenn Sie dieses Buch gefallen hat, dann würde ich Ihnen für einen Gefallen bitten, würden Sie so freundlich sein, um eine Rezension zu diesem Buch auf Amazon zu verlassen? Es wäre sehr geschätzt!

Klicken Sie hier, um eine Rezension zu diesem Buch auf Amazon zu verlassen!

Danke und viel Glück!

Einfach zu sagen "Danke" für den Kauf

dieses Buch.

Ich möchte Ihnen "6 Grundsätze zu geben

bis 6-Pack abs "im Wert von

$19.99.

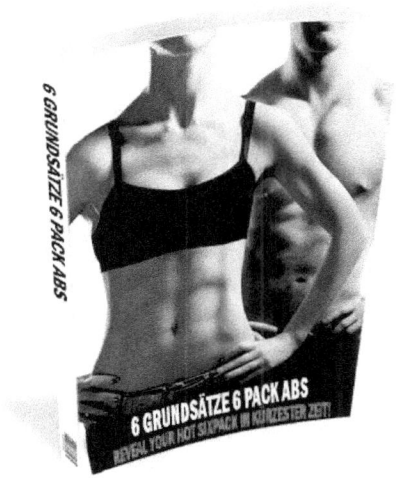